团体标准

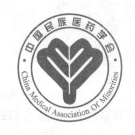

T/CMAM D1—D5—2019

傣医医疗技术操作规范

2019-12-30 发布　　　　　　　　　　2020-06-30 实施

中国民族医药学会 发布

图书在版编目（CIP）数据

傣医医疗技术操作规范 / 中国民族医药学会编著 .—北京：中国中医药出版社，2020.6
（中国民族医药学会标准）
ISBN 978-7-5132-6036-7

Ⅰ.①傣… Ⅱ.①中… Ⅲ.①傣族—民族医学—医疗卫生服务—技术操作规程—中国 Ⅳ.① R29-65

中国版本图书馆 CIP 数据核字（2020）第 006240 号

中国民族医药学会
傣医医疗技术操作规范

*

中国中医药出版社出版
北京经济技术开发区科创十三街 31 号院二区 8 号楼
邮政编码 100176
网址 www.cptcm.com
传真 010-64405750
廊坊市祥丰印刷有限公司印刷
各地新华书店经销

*

开本 880×1230 1/16 印张 2.25 字数 63 千字
2020 年 6 月第 1 版 2020 年 6 月第 1 次印刷

*

书号 ISBN 978-7-5132-6036-7 定价 39.00 元

*

社 长 热 线 010-64405720
购 书 热 线 010-89535836
维 权 打 假 010-64405753

微信服务号 zgzyycbs
微商城网址 https://kdt.im/LIdUGr
官 方 微 博 http://e.weibo.com/cptcm
天猫旗舰店网址 https://zgzyycbs.tmall.com

如有印装质量问题请与本社出版部联系（010-64405510）
版权专有 侵权必究

目 次

T/CMAM D1—2019 傣医医疗技术操作规范　傣医咱雅（拖擦药物疗法）技术 …………………… 3

T/CMAM D2—2019 傣医医疗技术操作规范　傣医沙雅（刺药疗法）技术 ………………………… 9

T/CMAM D3—2019 傣医医疗技术操作规范　傣医果雅（包药疗法）技术 ……………………… 15

T/CMAM D4—2019 傣医医疗技术操作规范　傣医阿雅（洗药疗法）技术 ……………………… 21

T/CMAM D5—2019 傣医医疗技术操作规范　傣医达雅（搽药疗法）技术 ……………………… 27

引 言

少数民族医药是我国传统医药和优秀民族文化的重要组成部分，具有鲜明的民族性、地域性和传承性，在民族聚居地区有着深厚的群众基础，深受本民族人民信赖与认同，为保障人民健康、促进经济社会发展发挥着重要作用。促进少数民族医药事业发展事关深化医药卫生体制改革、尊重民族情感、传承民族文化、增强民族团结的大局。党中央、国务院高度重视少数民族医药事业发展，印发《"健康中国2030"规划纲要》《中医药发展战略规划纲要（2016—2030年）》和《"十三五"促进民族地区和人口较少民族发展规划》等文件，着眼推进健康中国建设，提出了一系列事关民族地区和少数民族医药发展的长远性、全局性举措。《中华人民共和国中医药法》明确提出"国家采取措施，加大对少数民族医药传承创新、应用发展和人才培养的扶持力度，加强少数民族医疗机构和医师队伍建设，促进和规范少数民族医药事业发展"。

推动少数民族医药特色技术整理和推广工作，保护和传承少数民族医药特色技术，为少数民族医医疗机构和少数民族医特色专科提升服务，促进少数民族医药特色技术在基层医疗卫生机构推广应用，提高基层诊疗机构少数民族医药服务能力，既是各族群众日益增长的健康需求，也是维护人民群众基本健康权益，解决各族群众最关心、最直接、最现实的民生问题，更是推进健康中国建设，造福广大人民群众的有力手段。

2017年、2018年先后接到国家中医药管理局医政司"民族医诊疗技术规范制修订"和"少数民族医药特色技术整理规范"项目任务后，中国民族医药学会组织相关分会专家对上报的技术从安全、有效、规范、经济、符合伦理等角度反复论证，最终由中医专家进行内容审查，整理出藏医、蒙医、傣医、哈萨克医、土家医等第一批53个少数民族医诊疗技术操作规范，并通过中国民族医药学会标准化技术委员会审定，予以发布。

此标准的编写与出版，先后得到了国家中医药管理局医政司、中国民族医药学会各标准化研究推广基地（西藏自治区藏医院、青海省藏医院、内蒙古国际蒙医医院、西双版纳州傣医医院、新疆阿勒泰地区哈萨克医医院、湘西土家族苗族自治州民族中医院、湘西土家族苗族自治州民族医药研究所）和相关专家王麟鹏、雷仲民、林谦、付国兵的参与和大力支持，并付出了艰辛劳动，对此，谨致以诚挚敬意和衷心感谢。

中国民族医药学会
2020年1月

前　言

《傣医医疗技术操作规范》草案（以下简称《规范》）包括傣医咱雅（拖擦药物疗法）技术、傣医沙雅（刺药疗法）技术、傣医果雅（包药疗法）技术、傣医阿雅（洗药疗法）技术、傣医达雅（搽药疗法）技术等5种傣医医疗技术操作规范。

本《规范》由中国民族医药学会提出并发布。

本《规范》由国家中医药标准化技术委员会归口指导。

本《规范》管理单位为云南省中医药管理局，中国民族医药学会傣医药标准化研究基地 [西双版纳傣族自治州民族医药研究所（西双版纳傣族自治州傣医医院）]。

本《规范》起草单位：西双版纳傣族自治州民族医药研究所（西双版纳傣族自治州傣医医院）。

本《规范》的修订、复核、论证、整理、上报人：李祯、王孝蓉、陈绿珍、郎萍。

本《规范》主要起草人：林艳芳、玉腊波、岩罕单、刀会仙。

《傣医咱雅（拖擦药物疗法）技术等5种傣医医疗技术操作规范》是由中国民族医药学会牵头的傣医药标准化研究项目，是指导傣医临床医疗的技术性规范文件。本《规范》为傣医临床医师提供治疗疾病的傣医咱雅（拖擦药物疗法）技术、傣医沙雅（刺药疗法）技术、傣医果雅（包药疗法）技术、傣医阿雅（洗药疗法）技术、傣医达雅（搽药疗法）技术等傣医医疗技术操作规范与方法，规范其临床医疗行为，提高傣医临床医疗水平与科研教学水平。本《规范》体现傣医传统医疗技术的简、便、效、廉的特点，可操作性强，具有指导性与实用性，适用于傣医医疗、教学、科研及相关管理人员，可作为临床医疗技术操作规范和质量控制的主要参考依据。

2010年，国家中医药管理局在中医药部门公共卫生专项资金项目中设立开展"民族医药文献整理及适宜技术筛选推广项目"，旨在为广大民族地区提供一批耳熟能详、通俗易懂、方便使用的民族医药文献和一批能够学、学得会、用得起的成熟的适宜技术，满足民族地区日益增长的健康需求，更好地保持和发挥民族医药的特色优势。根据国家的实施方案，结合云南省民族医药工作实际，按照边梳理、边筛选、边推广和边建库的工作原则，在西双版纳傣族自治州民族医药研究所（西双版纳傣族自治州傣医医院）项目组负责人林艳芳傣医主任医师牵头下，完成了第一批9项傣医适宜技术的筛选、整理与推广，并制定了各疗法的标准操作规范。

本《规范》是在此基础上，对傣医疗法操作规范进行的又一次整理、提升。西双版纳傣族自治州民族医药研究所（西双版纳傣族自治州傣医医院）傣医药专家、临床医师及专业技术人员，分别负责起草医疗技术规范和制修订工作。《规范》编制的技术方法与体例，参照中国民族医药学会提供的医疗技术规范文本的体例进行编写。2018年6月12日，中国民族医药学会在北京召开民族医医疗技术专家论证会，对各民族医医疗技术规范进行论证。会后根据专家意见再次组织修改。最后，由中国民族医药学会傣医药分会组织傣医药分会标准化委员会专家进行审定，上报中国民族医药学会。

本《规范》得到中国民族医药学会、中国民族医药学会傣医药分会、云南省中医药管理局、云南省西双版纳傣族自治州卫生与健康委员会领导的重视与支持，相关专家对《规范》提出许多建议与宝贵意见，特此致谢！

团体标准

T/CMAM D1—2019

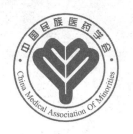

傣医医疗技术操作规范
傣医咱雅（拖擦药物疗法）技术

2019-12-30 发布　　　　　　　　　　　　2020-06-30 实施

中国民族医药学会 发布

傣医医疗技术操作规范 傣医咱雅（拖擦药物疗法）技术

1 术语和定义

傣医咱雅（拖擦药物疗法）是傣医根据病情的不同，配备相应的药物。将药物碾细粉装入布袋内，扎紧袋口，蒸热或蘸热药水、药油或药酒后自上而下、从前至后、从左到右，顺着人体的经筋循行路线拖擦周身或局部治疗疾病的一种外治疗法。

2 范围

适用于治疗拢梅兰申（寒性风湿性关节炎）、中风偏瘫后遗症、高热病、酒瘫、老年性腰腿痛等病证。

3 分类

此技术分为冷拖擦药物疗法和热拖擦药物疗法。冷拖擦药物疗法具有清热解毒、除风退热的功能，专门用以治疗高热病；热拖擦药物疗法，具有除风活血、通经止痛之功能，可治疗拢梅兰申（寒性风湿性关节炎）、拢呆坟（中风偏瘫后遗症）、弯梅（颈椎病）、接腰（腰椎病）等病证。

4 基本操作方法

a）检测应诊患者，明确诊断，确定是否可用咱雅治疗；排除不能接受咱雅（拖擦药疗法）的禁忌证患者。

b）医生书写病历、开具用药处方及治疗单。病历、处方的书写，严格遵照国家相关规定进行。

c）根据患病部位，采取相应的体位，充分暴露患处。

d）药水配制方法：取劳雅拢梅兰申（外用追风镇痛酒）100mL，加入100mL热水内混匀备用。再取雅咱拢梅兰申（除风止痛散）1袋（200g），蘸配制好的热药水或热药酒或75%酒精，自上而下、从前至后、从左到右地反复拖擦，力度适中，以皮肤发热、发红为度，不宜擦破皮肤。雅咱拢梅兰申（除风止痛散）若温度变冷，可加热（蒸热）重复使用。

5 常见病操作技术

5.1 害卖（高热病）

5.1.1 概述

害卖（高热病）是指因致热原的作用使体温调定点上移而引起的调节性体温升高，腋下体温超过37.2℃，或一日体温变动超过1.2℃。临床表现为发热、头昏、头痛、心悸、周身酸痛等。

傣医认为，本病的发生主要因人体感受外在冷热风邪或内生毒邪，导致体内四塔功能失调，塔菲（火塔）过盛，耗伤塔喃（水塔），水不制火，火携风气扰动塔拎（土塔），扰动心神，热伤筋脉而致发热、头昏、头痛、心悸、周身酸痛等。

5.1.2 治法治则

清热解毒，除风退热。

5.1.3 拖擦验方

皇旧（旱莲草）鲜叶200g。

5.1.4 操作步骤

取皇旧（旱莲草）鲜叶200g捣烂出汁，用纱布包后反复拖擦头部、五心（剑突下、双手心、双足心），力度适中，以皮肤发热、发红为度，不宜擦破皮肤。每个部位拖擦2～5分钟，发热时即可停止拖擦。

5.2 拢梅兰申（寒性风湿性关节炎）

5.2.1 概述

拢梅兰申（寒性风湿性关节炎），指机体四塔功能失调，感受冷风寒湿之邪而致的肢体关节肿胀、冷痛的一类疾病。其是临床常见病之一，主要表现为肢体、关节、肌肉、筋骨酸麻胀痛或发冷痉挛剧痛，活动不灵，得温则减，遇冷加剧等。临床上若见肢体、关节、肌肉红肿热痛的称为"拢阿麻巴"或"拢沙侯"，如痛风性关节炎、类风湿关节炎、急性风湿热等均不属拢梅兰申范畴。

傣医认为，本病的发生主要为体内四塔功能失调，塔菲（火）、塔拢（风、气）不足，塔喃（水）过盛，加之感受外在的帕雅拢嘎（冷风寒邪），内外相合，风夹病邪遍行周身，阻滞气血运行，气血不通，不通则痛而发为本病。

5.2.2 治法治则

除风散寒，通血止痛。

5.2.3 拖擦验方

5.2.3.1 雅咱拢梅兰申（除风止痛散）

西双版纳州傣医医院配制的雅咱拢梅兰申（除风止痛散），每袋200g。组成：沙海藤（山鸡椒）、摆管底（蔓荆叶）、摆习列（黑心树叶）、摆娜龙（冰片叶）、晚害闹（莪术）、毫命（姜黄）、补累（紫色姜）、摆莫哈爹（小叶驳骨丹叶）、摆莫哈蒿（鸭嘴花叶）、嘿柯罗（青牛胆）、摆宾蒿（白花臭牡丹叶）、摆拢良（腊肠树叶）、摆保龙（光叶巴豆叶）各等量。

5.2.3.2 劳雅拢梅兰申（外用追风镇痛酒）

西双版纳州傣医医院配制。

5.2.4 操作步骤

取劳雅拢梅兰申（外用追风镇痛酒）100mL，加入100mL热水内混匀备用。再取雅咱拢梅兰申（除风止痛散）1袋（200g）隔水蒸热，取出药袋蘸配制好的热药酒，温度38～42℃，自上而下、从前至后、从左到右地反复拖擦，力度适中，以皮肤发热、发红为度，不宜擦破皮肤。雅咱拢梅兰申（除风止痛散）若温度变冷，可蒸热重复使用，每个部位拖擦5～10分钟，每天拖擦1次，3～7天为1个疗程，一般2～4个疗程为宜，疗程间隔不宜超过1天。

5.3 拢呆坟兵亨（中风偏瘫后遗症）

5.3.1 概述

拢呆坟兵亨（中风偏瘫后遗症）是指脑中风1年后，还存在半身不遂、肢体麻木或口眼㖞斜、口角流涎、舌强语謇、喉中痰鸣等症状的疾病。

傣医认为，本病的发生主要因患拢呆坟（急性中风症）后，余邪未尽，风、火、痰、瘀阻滞气血运行或感受外在的帕雅拢嘎、皇（冷、热风邪），使得体内的四塔功能失调，病邪阻滞气血运行，气血不通，筋肌失养而致。

5.3.2 治法治则

除风通血，化瘀止痛。

5.3.3 拖擦验方

5.3.3.1 雅咱拢梅兰申（除风止痛散）

西双版纳州傣医医院配制，每袋200g。组成：沙海藤（山鸡椒）、摆管底（蔓荆叶）、摆习列（黑心树叶）、摆娜龙（冰片叶）、晚害闹（莪术）、毫命（姜黄）、补累（紫色姜）、摆莫哈爹（小叶驳骨丹叶）、摆莫哈蒿（鸭嘴花叶）、嘿柯罗（青牛胆）、摆宾蒿（白花臭牡丹叶）、摆拢良（腊肠树叶）、摆保龙（光叶巴豆叶）各等量。

5.3.3.2 劳雅拢梅兰申（外用追风镇痛酒）

西双版纳州傣医医院配制。

5.3.4 操作步骤

取劳雅拢梅兰申（外用追风镇痛酒）100mL，加入100mL热水内混匀备用。再取雅咱拢梅兰申（除风止痛散）1袋（200g）隔水蒸热，取出药袋蘸配制好的热药酒，温度38～42℃，自上而下、从前至后、从左到右地反复拖擦，力度适中，以皮肤发热、发红为度，不宜擦破皮肤。雅咱拢梅兰申（除风止痛散）若温度变冷，可蒸热重复使用，每个部位拖擦5～10分钟，每天拖擦1次，3～7天为1个疗程，一般2～4个疗程为宜，疗程间隔时间不宜超过1天。

5.4 弯梅（颈椎病）

5.4.1 概述

弯梅（颈椎病）是由于颈椎长期劳损、骨质增生，或椎间盘脱出、韧带增厚，致使颈脊髓、神经根或椎动脉受压，出现一系列功能障碍的临床综合征。临床表现为颈背疼痛、上肢无力、手指发麻、下肢乏力、行走困难、头晕、恶心、呕吐，甚至视物模糊等症状。

傣医认为，本病为体内四塔功能失调，塔菲（火）、塔拢（风、气）不足，塔喃（水）过盛，加之感受外在的帕雅拢嘎、皇（冷、热风邪），内外相合，风夹病邪蕴结下盘，久治不愈，故而出现增生或突出，阻滞气血运行，气血不通而致。

5.4.2 治法治则

除风散寒，通血止痛。

5.4.3 拖擦验方

5.4.3.1 雅咱拢梅兰申（除风止痛散）

西双版纳州傣医医院配制，每袋200g。组成：沙海藤（山鸡椒）、摆管底（蔓荆叶）、摆习列（黑心树叶）、摆娜龙（冰片叶）、晚害闹（莪术）、毫命（姜黄）、补累（紫色姜）、摆莫哈爹（小叶驳骨丹叶）、摆莫哈蒿（鸭嘴花叶）、嘿柯罗（青牛胆）、摆宾蒿（白花臭牡丹叶）、摆拢良（腊肠树叶）、摆保龙（光叶巴豆）叶各等量。

5.4.3.2 劳雅拢梅兰申（外用追风镇痛酒）。

西双版纳州傣医医院配制。

5.4.4 操作步骤

取劳雅拢梅兰申（外用追风镇痛酒）100mL，加入100mL热水内混匀备用。再取雅咱拢梅兰申（除风止痛散）1袋（200g）隔水蒸热，取出药袋蘸配制好的热药酒，温度38～42℃，自上而下、从前至后、从左到右地反复拖擦，力度适中，以皮肤发热、发红为度，不宜擦破皮肤。雅咱拢梅兰申（除风止痛散）若温度变冷，可蒸热重复使用，每个部位拖擦5～10分钟，每天拖擦1次，3～7天为1个疗程，一般2～4个疗程为宜，疗程间隔时间不宜超过1天。

5.5 接腰（腰椎病）

5.5.1 概述

接腰（腰椎间盘突出病）是指多种因素导致腰脊髓、神经根或椎动脉受压，出现一系列功能障碍的临床综合征。其临床表现主要有腰部酸麻胀痛，隐痛或剧烈疼痛，活动受限，不能挺直行走，俯仰转侧活动均感到困难，严重者不能站立等。

傣医认为，本病发生有以下四种原因：①塔菲（火）、塔拢（风）不足，塔喃（水）过盛，加之感受外在的帕雅拢嘎（冷风寒邪），风夹病邪蕴结下盘，阻滞气血运行；②感受外在的帕雅拢嘎、皇（冷、热风邪），内外相合，风夹病邪蕴结下盘，久治不愈，出现增生或突出，阻滞气血运行；③突然受外力作用，塔拢（风）、塔喃（水血）运行不畅，瘀血痹阻，气血不通；④体内四塔功能不足，筋肌失养，加之感受外在的帕雅拢嘎（冷风寒邪），下犯下盘，阻滞气血运行。

傣医将其分为风湿性腰痛、腰椎骨质增生、椎间盘突出腰痛，跌打损伤腰痛，慢性腰痛等四类来论治。

5.5.2 治法治则

除风散寒，通血止痛。

5.5.3 拖擦验方

5.5.3.1 雅咱拢梅兰申（除风止痛散）

西双版纳州傣医医院配制，每袋200g。组成：沙海藤（山鸡椒）、摆管底（蔓荆叶）、摆习列（黑心树叶）、摆娜龙（冰片叶）、晚害闹（莪术）、毫命（姜黄）、补累（紫色姜）、摆莫哈爹（小叶驳骨丹叶）、摆莫哈蒿（鸭嘴花叶）、嘿柯罗（青牛胆）、摆宾蒿（白花臭牡丹叶）、摆拢良（腊肠树叶）、摆保龙（光叶巴豆叶）各等量。

5.5.3.2 劳雅拢梅兰申（外用追风镇痛酒）

西双版纳州傣医医院配制。

5.5.4 操作步骤

取劳雅拢梅兰申（外用追风镇痛酒）100mL，加入100mL热水内混匀备用。再取雅咱拢梅兰申（除风止痛散）1袋（200g）隔水蒸热，取出药袋蘸配制好的热药酒，温度38～42℃，自上而下、从前至后、从左到右地反复拖擦，力度适中，以皮肤发热、发红为度，不宜擦破皮肤。雅咱拢梅兰申（除风止痛散）若温度变冷，可蒸热重复使用，每个部位拖擦5～10分钟，每天拖擦1次，3～7天为1个疗程，一般2～4个疗程为宜，疗程间隔时间不宜超过1天。

6 禁忌证

a）皮肤过敏体质、妇女经期、疔疮、斑疹、湿疹、血小板减少、中风病急性期等病证不宜使用。

b）外伤出血、开放性骨折等禁用。

7 注意事项

a）根据个体对药液的耐热程度，调节到适宜温度后再进行治疗。

b）拖擦的力度适中，手法从轻柔逐渐加重，力量以患者皮肤发红、可以耐受为度，应遵循傣医经筋循行的方向拖擦。

c）在治疗过程中如有身体不适、皮肤过敏等现象，应立即停止治疗，并采取相应措施对症处理。

d）开展本疗法要在正规医疗机构，由具有医师以上专业技术职称的人员进行操作。

e）如有必要，应向患者或家属说明病情，并签署知情同意书后再进行治疗。

f）治疗后应提醒患者不可立即洗澡，以免影响治疗效果。

g）病情重者，应有家属陪护。

8 施术后可能出现的异常情况及处理措施

治疗过程中如果造成患者皮肤破损或者出现过敏现象时，应立即停止治疗。皮肤破损者，应改变治疗部位；过敏者，应改用其他方法治疗。当地无法处理的，应马上送至就近的上级医院进行治疗。

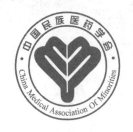

团 体 标 准

T/CMAM D2—2019

傣医医疗技术操作规范
傣医沙雅（刺药疗法）技术

2019-12-30 发布　　　　　　　　　　　　　　2020-06-30 实施

中国民族医药学会　发布

傣医医疗技术操作规范 傣医沙雅（刺药疗法）技术

1 术语和定义

沙雅（刺药疗法）是傣医根据病情所需，用棉签蘸药酒（药油、药汁），边涂搽边用消毒梅花针轻刺患处至皮肤微发红（不出血为度）而进行治疗的方法。

2 范围

适用于治疗拢梅兰申（寒性风湿性关节炎），也常用于治疗拢呆坟兵亨（中风偏瘫后遗症）、阻伤（软组织损伤）、拢喃章（硬皮病）等。

3 基本操作方法

a) 患者诊断明确，确定是否可用刺药疗法治疗；了解其心、肺情况，排除患有严重心脑血管疾病或患病日久、体质较差不能接受沙雅（刺药疗法）的患者。

b) 医生严格遵照国家相关规定进行书写病历、开具用药处方。

c) 先用75%酒精消毒患处，再用劳雅拢梅兰申（外用追风镇痛酒）边搽边用钝梅花针从上至下反复叩刺患处皮肤至发热微红，以不出血为度。

4 常见病操作技术

4.1 拢梅兰申（寒性风湿性关节炎）

4.1.1 概述

拢梅兰申（寒性风湿性关节炎），指机体四塔功能失调，感受冷风寒湿之邪而致的肢体关节肿胀、冷痛的一类疾病。此为临床常见病之一，主要表现为肢体、关节、肌肉、筋骨酸麻胀痛或发冷痉挛剧痛，活动不灵，得温则减，遇冷加剧等。临床上若见肢体关节肌肉红肿热痛的称为"拢阿麻巴"或"拢沙候"，如痛风性关节炎、类风湿关节炎、急性风湿热均不属拢梅兰申范畴。

傣医认为，本病的发生主要为体内四塔功能失调，塔菲（火）、塔拢（风、气）不足，塔喃（水）过盛，加之感受外在的帕雅拢嘎（冷风寒邪），内外相合，风夹病邪遍行周身，阻滞气血运行，气血不通而发为本病。

4.1.2 治法治则

除风散寒，通血止痛。

4.1.3 刺药验方

选用西双版纳州傣医医院配制的劳雅拢梅兰申（外用追风镇痛酒）。

4.1.4 操作步骤

先用75%酒精消毒患处，再用劳雅拢梅兰申（外用追风镇痛酒）边搽边用钝梅花针从上至下反复叩刺患处皮肤至发热微红，以不出血为度。每次10～15分钟，每天1次，叩刺不同的部位。6天为1个疗程，一般1～3个疗程为宜，疗程间隔不宜超过3天。

4.2 拢呆坟兵亨（中风偏瘫后遗症）

4.2.1 概述

拢呆坟兵亨（中风偏瘫后遗症）是指脑中风1年后，还存在半身不遂、肢体麻木或口眼㖞斜、口角流涎、舌强语謇、喉中痰鸣等症状的疾病。

傣医认为，本病的发生主要因患拢呆坟（急性中风症）后，余邪未尽，风、火、痰、瘀阻滞气血运行或感受外在的帕雅拢嘎、皇（冷、热风邪），使得体内的四塔功能失调，病邪阻滞气血运行，气血不通，筋肌失养而致。

4.2.2 治法治则

除风通血，化瘀止痛。

4.2.3 刺药验方

选用西双版纳州傣医医院配制的劳雅拢梅兰申（外用追风镇痛酒）。

4.2.4 操作步骤

先用75%酒精消毒患处，再用劳雅拢梅兰申（外用追风镇痛酒）边搽边用钝梅花针从上至下反复叩刺患处皮肤至发热微红，以不出血为度。每次10～15分钟，每天1次，叩刺不同的部位。6天为1个疗程，一般1～3个疗程为宜，疗程间隔时间不宜超过3天。

4.3 阻伤（软组织损伤）

4.3.1 概述

阻伤（软组织损伤），指人体某些筋脉、关节、肌肉受暴力撞击，强烈扭转，牵拉压迫或因跌仆闪挫等因素所引起的无骨折、脱位或皮肉破裂的损伤。其主要表现为局部瘀斑、肿胀、疼痛和功能障碍等。

傣医认为，本病多因受外来暴力的撞击，强烈的扭转，牵拉压迫或因跌仆闪挫等因素而致筋脉、关节、肌肉损伤后导致体内四塔、五蕴功能失调，气血瘀滞，气不通则血不行，不通则痛，故出现肿胀、瘀斑、疼痛、活动受限等症状。

4.3.2 治法治则

通气活血，消肿止痛。

4.3.3 刺药验方

选用西双版纳州傣医医院配制的劳雅拢梅兰申（外用追风镇痛酒）。

操作步骤：先用75%酒精消毒患处，再用劳雅拢梅兰申（外用追风镇痛酒）边搽边用钝梅花针从上至下反复叩刺患处皮肤至发热微红，以不出血为度。每次10～15分钟，每天1次，叩刺不同的部位。6天为1个疗程，一般1～3个疗程为宜，疗程间隔时间不宜超过3天。

4.4 拢喃章（硬皮病）

4.4.1 概述

拢喃章（硬皮病）是一种以皮肤及各系统胶原纤维进行性硬化为特征的结缔组织病，可分为局限性和系统性两型，前者局限于皮肤，后者常可侵及肺、心、肾、胃肠等多种器官，病程呈慢性。局限性硬皮病表现为局部皮肤呈皮革样，数年后硬度减轻，局部变薄、萎缩、色素沉着；系统性硬皮病表现为雷诺现象、关节痛、神经痛等。

4.4.2 治法治则

通气活血，除风止痛。

4.4.3 刺药验方

选用西双版纳州傣医医院配制的劳雅拢梅兰申（外用追风镇痛酒）。

4.4.4 操作步骤

先用75%酒精消毒患处，再用劳雅拢梅兰申（外用追风镇痛酒）边搽边用钝梅花针从上至下反复叩刺患处皮肤至发热微红，以不出血为度。每次10～15分钟，每天1次，叩刺不同的部位。6天为1个疗程，一般1～3个疗程为宜，疗程间隔时间不宜超过3天。

5 禁忌证

患有严重心脑血管疾病、体质瘦弱者、急重病、外伤出血、血小板减少性疾病，皮肤破溃、孕妇及妇女经期、晕针者禁用。
6 注意事项
  a）梅花针叩刺皮肤的力度，应根据个体情况调整，以不出血为度。
  b）叩刺时间和频率为每分钟60次左右。
  c）每次治疗应并排叩刺，不宜反复叩刺同一部位，以免发生疼痛或损伤。
  d）在治疗过程中如有身体不适、皮肤过敏等现象，应立即停止治疗，并采取相应措施对症处理。
  e）要求在正规医疗机构、由具有医师以上专业技术职称的人员进行操作。
  f）如有必要，应向患者或家属说明病情并签署知情同意书后再进行治疗。
  g）整个治疗过程应有医护人员或家属陪护。

7 施术后可能出现的异常情况及处理措施
  如果造成患者皮肤破损或者出现过敏现象时，应立即停止治疗，并采取相应措施对症处理。皮肤破损者，应改变治疗部位；过敏者，应改用其他方法治疗。

团 体 标 准

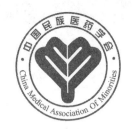

T/CMAM D3—2019

傣医医疗技术操作规范
傣医果雅（包药疗法）技术

2019-12-30 发布　　　　　　　　　　　　　2020-06-30 实施

中国民族医药学会 发布

傣医医疗技术操作规范 傣医果雅（包药疗法）技术

1 术语和定义

果雅（包药疗法）是指按病情所需，配备相应的傣药，包敷于患处进行治疗的一种傣医外治疗法。

2 范围

用于治疗闭合性骨折、软组织损伤，也常用于治疗风湿性关节炎、类风湿关节炎、痛风性关节炎、疔疮脓肿、虫蛇咬伤、高热、包块肿痛、腮腺炎、乳腺炎等疾病。

根据病情所需，配备相应的方药，采取冷包或热包。冷包适用于新伤（48小时以内的骨折或软组织损伤）；热包适用于损伤48小时以上或骨冷不连。

3 基本操作方法

a）检测应诊患者，明确诊断，确定是否可用包药疗法治疗；了解其心肺情况，排除患有严重心脑血管疾病或患病日久、体质较差不能接受果雅（包药疗法）的患者。

b）医生严格遵照国家相关规定书写病历，根据病情开具用药处方及治疗单。

c）按包药部位大小取外包傣药适量，加水或酒或药酒，炒热置于纱布袋内，封口备用。如需冷包者，无须加热。

d）清洗或消毒患处，将外包傣药待温度适宜后（不超过42℃）包敷于患处，用胶布或绷带加以固定。如需冷包者，直接包敷于患处。

e）闭合性骨折、跌打损伤患者，如瘀血、肿胀、疼痛明显的可用75%酒精消毒患处，再用梅花针刺、拔罐（15分钟左右），擦净血迹后再敷外包傣药。

4 常见病的操作技术

4.1 路哈（闭合性骨折）

4.1.1 概述

路哈（骨折），指骨质的连续性或完整性发生完全或部分中断，分为病理性骨折和外伤性骨折两大类。外伤性骨折是指在强大的直接或间接暴力作用下所致的骨质的连续性发生完全或部分中断。病理性骨折是指由于在骨质病变（骨肿瘤、骨髓炎、骨结核）的破坏下，轻微外力作用而发生的骨折。本节主要阐述傣医果雅（包药疗法）治疗外伤性闭合性骨折技术。外伤性闭合性骨折的临床表现为损伤局部肿胀或瘀斑、压痛明显、畸形，有时可触及骨擦音，活动受限，辗转不灵等。

傣医认为，本病的发生主要因受间接或直接外力作用于机体后，机体不能承受而导致骨质的连续性或完整性发生完全或部分中断，引起四塔、五蕴功能失调，出现畸形；瘀血阻滞气血运行而见局部疼痛，瘀斑等。

4.1.2 治则治法

活血化瘀，消肿止痛，续筋接骨。

4.1.3 包药验方

4.1.3.1 雅多路（接骨散）

西双版纳州傣医医院配制的雅多路（接骨散）。组成：芽三英（毛叶三条筋）、芽沙板（除风草）、晚害闹（莪术）、毫命（姜黄）、莫哈毫（鸭嘴花叶）、莫哈爹（小叶驳骨丹叶）、摆故罕（当归藤叶）、芽应热（车前草）。

4.1.3.2 劳雅拢梅兰申（外用追风镇痛酒）

西双版纳州傣医医院院内制剂。

4.1.4 操作步骤

常规手法复位固定后，按骨折部位大小取雅多路（接骨散）适量，加外用追风镇痛酒调和备用。如 48 小时以内的骨折患者，将外包傣药置于纱布袋内冷包患部；如 48 小时以后骨折或骨冷不连患者，且瘀血肿胀疼痛明显的，可用 75% 酒精消毒患处，再用梅花针刺、拔罐（15 分钟左右），擦净血迹后再将雅多路（接骨散）适量，加外用追风镇痛酒调和炒热置于纱布袋内，待温度适宜后（不超过 42℃）热包患部。每天换药 1 次，10 天为 1 个疗程，一般 2～3 个疗程，间隔时间不宜超过 3 天。

4.2 阻伤（软组织损伤）

4.2.1 概述

阻伤（软组织损伤），指人体某些筋脉、关节、肌肉受外力暴力的撞击，强烈的扭转，牵拉压迫或因跌扑闪挫等因素所引起的无骨折、脱位或皮肉破裂的损伤。其主要表现为局部瘀斑、肿胀、疼痛和功能障碍等。

傣医认为，本病的发生多因受外来暴力的撞击，强烈的扭转，牵拉压迫或因跌扑闪挫等因素而致筋脉、关节、肌肉损伤后导致体内四塔、五蕴功能失调，气血瘀滞，气不通则血不行，不通则痛，故出现肿胀、瘀斑、疼痛、活动受限等症状。

4.2.2 治则治法

通气活血，消肿止痛。

4.2.3 包药验方

4.2.3.1 雅多路（接骨散）

西双版纳州傣医医院配制。组成：芽三英（毛叶三条筋）、芽沙板（除风草）、晚害闹（莪术）、毫命（姜黄）、莫哈毫（鸭嘴花叶）、莫哈爹（小叶驳骨丹叶）、摆故罕（当归藤叶）、芽应热（车前草）。

4.2.3.2 劳雅拢梅兰申（外用追风镇痛酒）

西双版纳州傣医医院院内制剂。

4.2.4 操作步骤

按软组织损伤部位大小取雅多路（接骨散）适量，加外用追风镇痛酒调和备用。如软组织损伤瘀血肿胀疼痛明显的，可用 75% 酒精消毒患处，再用梅花针刺、拔罐（15 分钟左右），擦净血迹后再将雅多路（接骨散）适量，加外用追风镇痛酒调和炒热置于纱布袋内，待温度适宜后（不超过 42℃）热包患部。每天换药 1 次，10 天为 1 个疗程，一般 2～3 个疗程，间隔时间不宜超过 3 天。

4.3 拢梅兰申（寒性风湿性关节炎）

4.3.1 概述

拢梅兰申（寒性风湿性关节炎），指机体四塔功能失调，感受冷风寒湿之邪而致的肢体关节肿胀冷痛的一类疾病。此为临床常见病之一，主要表现为肢体、关节、肌肉、筋骨酸麻胀痛或发冷痉挛剧痛，活动不灵，得温则减，遇冷加剧等。在临床上若见肢体、关节、肌肉红肿热痛的称为"拢阿麻巴"或"拢沙候"，如痛风性关节炎、类风湿关节炎、急性风湿热，均不属拢梅兰申范畴。

傣医认为，本病的发生主要为体内四塔功能失调，塔菲（火）、塔拢（风、气）不足，塔喃（水）过盛，加之感受外在的帕雅拢嘎（冷风寒邪），内外相合，风夹病邪遍行周身，阻滞气血运行，气血不通而发为本病。

4.3.2 治法治则

除风散寒，通血止痛。

4.3.3 包药验方

4.3.3.1 拢梅兰申外包方

组成：摆管底（蔓荆叶）、摆习列（黑心树叶）、摆莫哈朗（大叶驳骨丹叶）、摆莫哈爹（小叶驳骨丹叶）、摆莫哈蒿（鸭嘴花叶）、芽沙板（除风草）、芽应热（大车前草）、摆拢良（腊肠树叶）、沙海（香茅草鲜叶）各等量，比比蒿（白花丹叶）少许。

4.3.3.2 劳雅拢梅兰申（外用追风镇痛酒）

西双版纳州傣医医院配制。

4.3.4 操作步骤

根据病情部位大小，取拢梅兰申外包方傣药各适量，切细捣烂，加外用追风镇痛酒炒热，置于纱布袋内，待温度适宜后（不超过42℃）热包患部。每天换药1次，10天为1个疗程，一般2～3个疗程，间隔时间不宜超过3天。

4.4 拢沙候（类风湿关节炎）

4.4.1 概述

拢沙候（类风湿关节炎）是一种病因未明的慢性、以炎性滑膜炎为主的系统性疾病。其临床特征是手、足小关节的多关节、对称性、侵袭性关节炎症，经常伴有关节外器官受累及血清类风湿因子阳性，可以导致关节畸形及功能丧失。

傣医认为，本病的发生主要因平素喜食香燥辛辣、肥甘厚腻、醇酒厚味之品，积热于内，加之感受外在的帕雅拢皇（热风毒邪），内外相合，导致四塔功能失调，水塔受伤，水不制火，风火偏盛，留滞肢体关节，使得气血运行不畅而致。

4.4.2 治法治则

清火解毒，除风止痛。

4.4.3 包药验方

4.4.3.1 拢沙候外包方

组成：摆管底（蔓荆叶）、摆习列（黑心树叶）、摆莫哈朗（大叶驳骨丹叶）、摆莫哈爹（小叶驳骨丹叶）、摆莫哈蒿（鸭嘴花叶）、芽沙板（除风草）、芽应热（大车前草）、摆拢良（腊肠树叶）、柯罗（青牛胆）各等量。

4.4.3.2 劳雅拢梅兰申（外用追风镇痛酒）

西双版纳州傣医医院配制。

4.4.4 操作步骤

根据病情部位大小，取拢沙候外包方傣药各适量，切细捣烂，加外用追风镇痛酒炒热，置于纱布袋内，待温度适宜后（不超过42℃）热包患部。每天换药1次，10天为1个疗程，一般2～3个疗程，间隔时间不宜超过3天。

4.5 农飞（急性乳腺炎）

4.5.1 概述

农飞（急性乳腺炎）是乳房的化脓性疾病，是乳腺管内和周围结缔组织炎症，尤以初产妇较为多见，其临床主要表现为乳房的红、肿、热、痛，局部肿块、脓肿形成，体温升高，白细胞计数增高等。

傣医认为，本病的发生主要为产妇乳汁过多，或产妇哺乳不当，乳汁积滞；饮食不节，过食香燥性热之品，积热于内；或情怀不畅，气滞血瘀，乳汁排泄不畅；加之产后体弱易复感热毒邪，内外相合，蕴结于乳房之内，风火偏盛，火盛则肉腐，肉腐则成脓而见乳房结块、红肿疼痛、发热，或脓肿破溃等症。

4.5.2 治法治则

清火解毒，通气止痛，消肿排脓。

4.5.3 包药验方——农飞外包方

组成：摆埋丁别（灯台叶）鲜叶300g，歪亮（红糖）100g。

4.5.4 操作步骤

取摆埋丁别（灯台叶）鲜叶300g切细，加歪亮（红糖）100g共捣烂，置于纱布袋内冷包患部。每天换药1次，5天为1个疗程，一般2~3个疗程，疗程间隔时间不宜超过3天。

5 禁忌证

儿童、老年人、孕妇及肝肾功能不全者禁用。

6 注意事项

a）注意个体对药温的耐受程度，若温度过高，则可待其降到适宜时再进行治疗。若为闭合性骨折移位患者，应先行骨折复位术；而开放性骨折，应待伤口愈合无感染时方可使用。

b）掌握包药部位松紧适宜，以免造成局部循环障碍；或者内包药物漏出，降低疗效或污染衣物。对不稳定性骨折的患者，应先复位，小夹板固定后，在夹板缝隙间敷上接骨傣药。

c）换药时注意观察患部皮肤颜色的变化，若发生破溃者，采取适当方法处理，以减少对皮肤的损害。

d）在治疗过程中如有身体不适、皮肤过敏等现象，应立即停止治疗，并及时采取相应措施对症处理。

e）要求在具备治疗条件的场所（诊所、社区服务中心、医院等），由具有医师以上专业技术职称的人员进行操作。

f）如有必要，应向患者或家属说明病情并签署知情同意书后再进行治疗。

7 施术后可能出现的异常情况及处理措施

在包药疗法操作过程中，可能出现皮肤轻度瘙痒，要随时注意观察局部皮肤的变化或患者的神态，发现异常立即停止包药。反应严重经处理无效时，应及时转诊治疗。

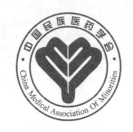

团体标准

T/CMAM D4—2019

傣医医疗技术操作规范
傣医阿雅（洗药疗法）技术

2019-12-30 发布　　　　　　　　　　　　　　2020-06-30 实施

中国民族医药学会　发布

傣医医疗技术操作规范 傣医阿雅（洗药疗法）技术

1 术语和定义

阿雅（洗药疗法）应用历史长达2000余年，是傣医内病外治、外病外治、内外合治的传统外治特色疗法之一。傣医按病情所需，配备相应的单方或复方傣药煎煮取药水，让患者浸泡局部或全身进行治疗。

2 范围

适用于治疗皮肤病（如急、慢性湿疹，热痱子，荨麻疹，银屑病，皮肤瘙痒等）、月子病、风湿病、感冒、中风偏瘫后遗症等。

3 基本操作方法

a）检测应诊患者，明确诊断，确定是否可用洗药疗法治疗；了解其心肺情况，排除禁忌患者。

b）医生应严格遵照相关规定书写病历，开具用药处方。

c）取雅外洗傣药加水3000～10000mL，煎煮30分钟，将药液倒入洗药桶或盆内备用，每剂药可使用两天。

d）待药温适宜后（温水），嘱患者浸泡、外洗局部或全身。

e）治疗结束后，擦干身体，换干衣裤，经短暂休息后缓慢走出户外。

4 常见病操作技术

4.1 拢麻想烂、汗（急性湿疹、慢性湿疹）

4.1.1 概述

湿疹，属于傣医"拢麻想"病范围，是一类临床常见的变态反应性疾病，其病因复杂。傣医认为，本病是由于各种原因致四塔功能失调，风塔、火塔过盛，水塔不足，不能制火，滋润肌肤，风热湿邪蕴积于肌肤皮下而发病。傣医将其分为拢麻想烂（急性湿疹）、拢麻想汗（慢性湿疹）进行辨治。拢麻想烂（急性湿疹）临床以丘疹为主，皮疹呈多形性，对称分布，红肿显著，产生针头大小的丘疹和水疱，成群地局限于某一发病部位；拢麻想汗（慢性湿疹）皮疹常局限于小腿、手、足、肘窝、外阴、肛门等处，临床表现为局部皮肤增厚、浸润、表面粗糙、苔藓样变、呈暗红色或灰褐色，可有色素沉着、有少许脓液、抓痕和结痂。

傣医认为，本病的发生主要由于平素喜食香燥、肥甘厚腻性热之品，积热于内，风火偏盛，加之感受外在的帕雅拢皇（热风毒邪），内外毒邪相合而发为拢麻想烂（急性湿疹）。又因失治误治、用药不当、屡治不效而发为麻想汗（慢性湿疹）。

4.1.2 治法治则

清火解毒，收敛止痒；祛风清热润燥，补水解毒止痒。

4.1.3 洗药验方

4.1.3.1 急性湿疹外洗方

组成：芽拉勐拢（对叶豆叶）30g，芽晒掌（大叶羊蹄甲）30g，蒿莫（滑叶藤仲）30g，蒿喃（三开瓢）30g，楠说（石梓树皮）30g，楠秀（白花树皮）30g，楠过缅（木多木衣树皮）30g，楠夯泵（余甘子树皮）30g。

4.1.3.2 慢性湿疹外洗方

组成：芽拉勐拢（对叶豆叶）30g，芽晒掌（大叶羊蹄甲）30g，蒿莫（滑叶藤仲）30g，蒿喃（三开瓢）30g，楠说（石梓树皮）30g，楠秀（白花树皮）30g，紫草30g。

4.1.4 操作步骤

根据病情取相应的外洗傣药加水3000～10000mL（小儿及局部外洗加3000mL；成人及全身外洗加10000mL），煎煮30分钟，将药液倒入洗药桶或盆内备用。待药温适宜后（30℃），嘱患者浸泡、外洗局部或全身。每天1次，每次30分钟，6天为1个疗程，连续使用2个疗程，疗程间隔时间不宜超过3天。

4.2 鲁旺洞贺（小儿痱子）

4.2.1 概述

鲁旺洞贺（小儿痱子），是婴幼儿常见病之一。傣医认为，本病多因患儿素体四塔不健，风气不足，汗孔疏松，汗液易外泄，加之易感外在的风热毒邪，与汗相合，蕴积皮肤，则发为小水疱、丘疹、丘疱疹。体弱多病出汗多的婴幼儿、身体肥胖、虚弱及高热患儿易发此病。临床表现为头面部、颈项、胸背、手背、肘窝、腹部、臀部，为圆而尖形的针头大小、密集的丘疹或丘疱疹，有轻度红晕等。

4.2.2 治法治则

补气敛汗，除风解毒。

4.2.3 洗药验方——小儿痱子外洗方

组成：摆管底（蔓荆叶）30g，摆那（冰片叶）30g，摆宾蒿（白花臭牡丹叶）30g，沙板啊（五彩梅）30g，芽拉勐拢（对叶豆叶）30g，楠说（石梓树皮）30g，楠秀（白花树皮）30g，楠过缅（木多木衣树皮）30g，藿香30g。

4.2.4 操作步骤

取小儿痱子外洗方加水3000mL，煎煮30分钟，将药液倒入盆内备用。待药温适宜后（30℃），嘱患者泡洗全身。每天1次，每次30分钟，3天为1个疗程，连续使用2个疗程，疗程间隔时间不宜超过3天。

4.3 拢匹勒（产后病）

4.3.1 概述

拢匹勒（产后病），俗称"月子病"，指妇女产后1个月内所患之病。其病程短至1个月，长则几年、几十年或终身患病。引起本病发生的原因为妇女产后流血过多，饮食不节，误食禁忌，劳逸失度，五蕴失调；或感受外在的帕雅拢皇、帕雅拢嘎（冷、热风邪）导致体内四塔功能失调，不足或有余，偏盛或偏衰，引起机体、脏腑、组织器官、气血等病变而发生贫血、月经失调、痛经、闭经、风湿病、盆腔炎、附件炎、子宫内膜炎等多种疾病。症见：面色苍白，形瘦体弱，精神欠佳，头昏头晕，心慌心跳，乏力气短，腰腹疼痛，赤白带下，周身肢体、关节、肌肉酸麻胀痛或红肿热痛，或双下肢僵硬、痿软不能站立行走，舌质淡白，苔薄白，脉弱而无力等。

4.3.2 治法治则

调补水血，清解热毒，祛风通血。

4.3.3 洗药验方——产后病外洗方

组成：罕好喃（水菖蒲）、保龙（光叶巴豆叶）、保囡（中华巴豆叶）、沙保拢龙（大清明花）、沙保拢囡（小清明花）、宋拢（矩叶酸果藤）、拢良（腊肠树）、故季马（大莲座蕨）、管底（蔓荆子）、摆埋勇（椿树叶）、娜罕（羊耳菊）、邓嘿罕（定心藤）、贺哈楠（葛根跌打）、芽英热（车前草）、摆农聂（黄毛山牵牛叶）、撒反（臭黄皮）、彪蚌法（大将军）、乱令（嘉兰）、摆姑（九翅豆蔻叶）、摆嘎（草蔻叶）、芽敏（艾蒿）、内发（棉花籽）、补累（野姜）各等量。

4.3.4 操作步骤

取产后病外洗方加水 10000mL，煎煮 30 分钟，将药液倒入浴盆内备用。待药温适宜后（30℃），嘱患者泡洗全身。每天 1 次，每次 30 分钟，2 天为 1 个疗程，连续使用 2 个疗程，疗程间隔时间不宜超过 3 天。

5 禁忌证

患有严重心脑血管疾病、急重病、年老体质极弱、外伤出血、高热、凝血机制障碍、孕妇、妇女经期等禁用。

6 注意事项

a）注意个体对药液温度的耐受程度，适时调整药液温度后再进行治疗。

b）患者饱饭后 1 小时内或过度饥饿时，暂不适用全身性洗药治疗。

c）治疗结束时，注意观察患者的精神及生命体征变化。

d）在治疗过程中如有需要，应及时给予适量饮水。

e）要求在正规医疗机构，由具有医师以上专业技术职称的人员进行诊治。

f）治疗应对患者及家属说明病情，且签署知情同意书后再进行治疗。

g）整个治疗过程应有医护人员陪护。

7 施术后可能出现的异常情况及处理措施

在治疗过程中，要随时观察患者的神态，特别是全身洗药的患者。若发现异常，如头晕、心慌等，应及时中止治疗，让患者平卧。反应严重者，经处理无效时，应及时转诊治疗。

团体标准

T/CMAM D5—2019

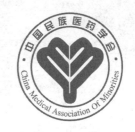

傣医医疗技术操作规范
傣医达雅（搽药疗法）技术

2019-12-30 发布　　　　　　　　　　　　　　2020-06-30 实施

中国民族医药学会 发布

傣医医疗技术操作规范 傣医达雅（搽药疗法）技术

1 术语和定义
达雅（搽药疗法），是傣医根据病情选择药油、药水或药酒涂擦患部进行治疗的方法。

2 范围
用于治疗湿疹、接触性皮炎、斑疹、癣、疔疮脓肿、风湿病、软组织损伤、中风偏瘫后遗症等病证。达雅（搽药疗法）分为轻搽和重搽，轻搽适用于治疗皮损较严重，渗出液较多者；重搽适用于发病早期，无疱疹、无渗出液或渗出液较少，以痒为主的湿疹早期。

3 基本操作方法
a）检测应诊患者，明确诊断，确定是否可用达雅（搽药疗法）治疗；排除不能接受该疗法的患者。

b）医生书写病历、开具用药处方及治疗单。病历、处方的书写严格遵照国家相关规定进行。

c）采取相应的体位，充分暴露患部。

d）先用75%酒精消毒患处，再用消毒棉签蘸药油、药水或药酒涂搽患部，搽至皮肤发红、不破损为度。

4 常见病操作技术

4.1 拢麻想烂、汗（急性湿疹、慢性湿疹）

4.1.1 概述
湿疹，属于傣医"拢麻想"病范围，是一类临床常见的变态反应性疾病，其病因复杂。傣医认为，本病是由于各种原因致四塔功能失调，风塔、火塔过盛，水塔不足，不能制火，滋润肌肤，风热湿邪蕴积于肌肤皮下而发病。傣医将其分为拢麻想烂（急性湿疹）、拢麻想汗（慢性湿疹）进行辨治。拢麻想烂（急性湿疹）临床以丘疹为主，皮疹呈多形性，对称分布，红肿显著，产生针头大小的丘疹和水疱，成群地局限于某一发病部位；拢麻想汗（慢性湿疹）皮疹常局限于小腿、手、足、肘窝、外阴、肛门等处，临床表现为局部皮肤增厚、浸润、表面粗糙、苔藓样变、呈暗红色或灰褐色，可有色素沉着、有少许脓液、抓痕和结痂。

傣医认为，本病的发生主要由于平素喜食香燥、肥甘厚腻性热之品，积热于内，风火偏盛，加之感受外在的帕雅拢皇（热风毒邪），内外毒邪相合而发为拢麻想烂（急性湿疹）。又因失治误治、用药不当、屡治不效而发为麻想汗（慢性湿疹）。

4.1.2 治法治则
清火解毒，收敛止痒。

4.1.3 搽药验方
使用西双版纳州傣医医院配制的雅麻想（疮毒酊）。

4.1.4 操作步骤
先用75%酒精消毒患处，再用消毒棉签蘸疮毒酊涂搽患部。无疱疹、无渗出液或渗出液较少，以痒为主者，可重搽至皮肤发红为度。每天搽3～6次，3天为1个疗程，一般3个疗程为宜。皮损较严重，渗出液较多者，轻搽，每天搽3～6次，7天为1个疗程，一般3个疗程为宜。

4.2 拢洞烘（接触性皮炎）

4.2.1 概述

拢洞烘（接触性皮炎），是皮肤或黏膜接触某些物品后，在接触部位所发生的急性、亚急性或慢性炎症性皮肤病。临床特点是有接触刺激物或致敏物的病史，在接触的部位发病，境界比较清楚，多数表现为急性皮炎的改变。

傣医认为，本病的发生是由于患者先天四塔、五蕴功能禀受不足，后天滋养不当，抗病能力较低下；或饮食不节，积热于内，加之接触生漆、膏药、塑料、皮革、酸碱及其他刺激物品，又与风热毒邪相合，引起体内四塔五蕴功能失调，风火偏盛，水血不足，不能制火而致。

4.2.2 治法治则

清火解毒，收敛止痒。

4.2.3 搽药验方

使用西双版纳州傣医医院配制的雅麻想（疮毒酊）。

4.2.4 操作步骤

先用75%酒精消毒患处，再用消毒棉签蘸疮毒酊涂搽患部。无疱疹、无渗出液或渗出液较少，以痒为主者，可重搽至皮肤发红为度，每天搽3～6次，3天为1个疗程，一般3个疗程为宜。皮损较严重，渗出液较多者，轻搽，每天搽3～6次，7天为1个疗程，一般3个疗程为宜。

4.3 习毫（皮癣）

4.3.1 概述

习毫（皮癣）是由皮肤癣菌引起的毛发、皮肤和指（趾）甲的浅部感染，但目前也有其引起深部感染的报告。临床常见者为头癣、体癣、股癣、手癣、足癣及癣菌疹等。临床表现为红斑、丘疹、水疱、脱屑、皲裂、糜烂等皮损。

傣医认为，本病的发生多因饮食不节，喜食香燥、肥甘、厚味、酸辣、寒热之品，寒热水毒互结于内，加之感受外在的风热水毒虫邪，内外毒邪相合，引起体内四塔、五蕴功能失调；或病程迁延日久，失治误治、用药不当，四塔失调，水塔、风塔不足，不能荣润肌肤而致。

4.3.2 治法治则

清火解毒，除风止痒。

4.3.3 搽药验方

使用西双版纳州傣医医院配制的雅麻想（疮毒酊）。

4.3.4 操作步骤

先用75%酒精消毒患处，再用消毒棉签蘸疮毒酊涂搽。无疱疹、无渗出液或渗出液较少，以痒为主者，可重搽至皮肤发红为度，每天搽3～6次，3天为1个疗程，一般3个疗程为宜。皮损较严重，渗出液较多者，轻搽，每天搽3～6次，7天为1个疗程，一般3个疗程为宜。

4.4 阻伤（软组织损伤）

4.4.1 概述

阻伤（软组织损伤），指人体某些筋脉、关节、肌肉受暴力的撞击、强烈的扭转、牵拉压迫或因跌扑闪挫等因素所引起的无骨折、脱位或皮肉破裂的损伤。其主要表现为局部瘀斑、肿胀、疼痛和功能障碍等。

傣医认为，本病的发生多因受外来暴力的撞击、强烈的扭转、牵拉压迫或因跌仆闪挫等因素而致筋脉、关节、肌肉损伤后导致体内四塔、五蕴功能失调，气血瘀滞，气不通则血不行，不通则痛，故出现肿胀、瘀斑、疼痛、活动受限等症状。

4.4.2 治则治法
通气活血，消肿止痛。

4.4.3 搽药验方
选用西双版纳州傣医医院院内制剂劳雅拢梅兰申（外用追风镇痛酒）。

4.4.4 操作步骤
先用75%酒精消毒患处，再用消毒棉签蘸外用追风镇痛酒涂搽患部，反复涂搽和拍打患部，每天搽3～6次，5天为1个疗程，一般3个疗程为宜。

5 禁忌证
a）对酒精和雅麻想（疮毒酊）过敏者禁用。
b）合并皮肤化脓感染、出血性疾病等禁用。

6 注意事项
a）若病情严重，屡治不效转为慢性者，可采取内、外合治的方法进行治疗。
b）根据病情轻、重、缓、急，确定适应证和证型，并选用不同的手法和疗程。
c）要求在正规医疗机构由具有医师以上专业技术职称的人员进行操作。
d）如有必要，应向患者或家属说明病情并签署知情同意书后再进行治疗。
e）病情重者，应有家属陪护。如有异常，应及时处理；当地无法处理的，应立即送至就近的上级医院进行治疗。

7 施术后可能出现的异常情况及处理措施
在治疗过程中如有身体不适、皮肤过敏等现象，应立即停止治疗，并采取相应措施对症处理。